DE L'ACTION

DES

EAUX THERMALES ET SALINES

DE BOURBON-LANCY

(SAÔNE-ET-LOIRE)

DANS LE TRAITEMENT DES MALADIES CHRONIQUES

PAR LE Dʳ TELLIER,

MÉDECIN, INSPECTEUR DES EAUX THERMALES DE BOURBON-LANCY.

> La question des eaux minérales est, sans
> contredit, pour une certaine classe de mala-
> dies et de malades, une des questions thérapeu-
> tiques les plus dignes de fixer l'attention du
> médecin praticien.
>
> (ANDRY, *Coup d'œil sur les eaux prin-
> cipales des Pyrénées.*)

A MOULINS,

A LA LIBRAIRIE DE DESROSIERS;

A LYON ET A MACON,

CHEZ LES PRINCIPAUX LIBRAIRES.

—

AVRIL 1844.

DE L'ACTION

EAUX THERMALES ET SALINES

DE BOURBON-LANCY.

Tc 163
348

PARIS. — IMPRIMERIE DE FAIN ET THUNOT,
Rue Racine, 28, près de l'Odéon.

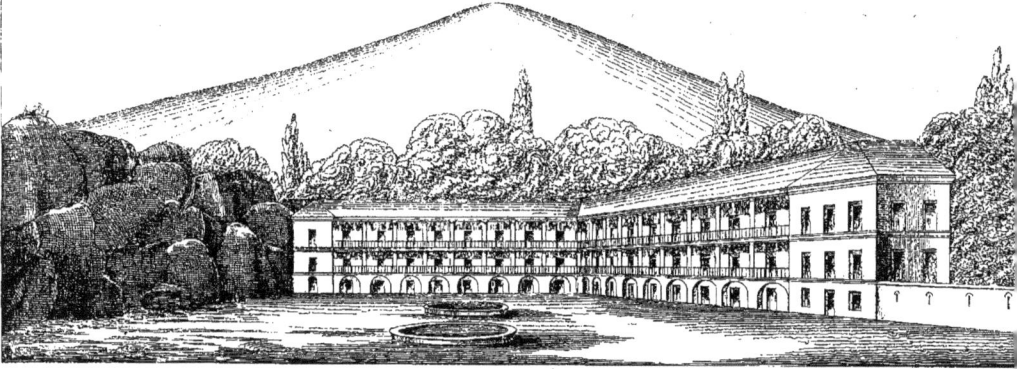

Plan Intérieur de la Cour de l'Etablissement thermal de Bourbon Lancy.

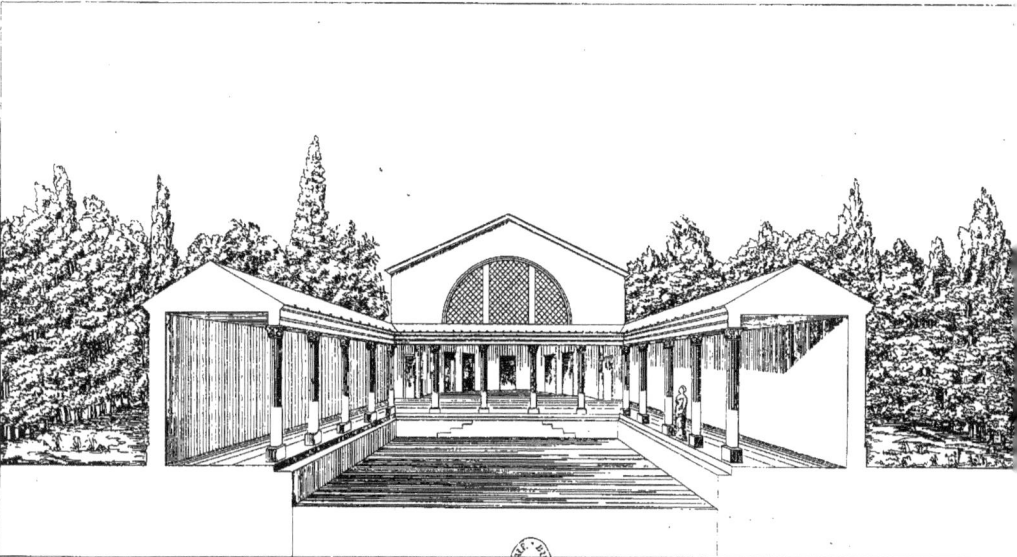

Plan Intérieur de la Piscine à Eau Courante

DE L'ACTION

DES

EAUX THERMALES ET SALINES

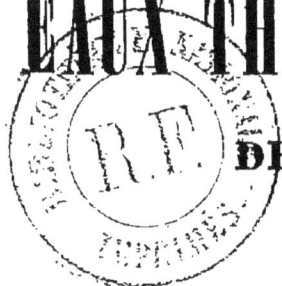

DE BOURBON-LANCY

(SAÔNE-ET-LOIRE)

DANS LE TRAITEMENT DES MALADIES CHRONIQUES.

PAR LE Dr TELLIER,

MÉDECIN, INSPECTEUR DES EAUX THERMALES DE BOURBON-LANCY.

> La question des eaux minérales est, sans contredit, pour une certaine classe de maladies et de malades, une des questions thérapeutiques les plus dignes de fixer l'attention du médecin praticien.
>
> (ANDRY, *Coup d'œil sur les eaux principales des Pyrénées.*)

A MOULINS,

A LA LIBRAIRIE DE DESROSIERS;

A LYON ET A MACON,

CHEZ LES PRINCIPAUX LIBRAIRES.

———

AVRIL 1844.

EAUX THERMALES

DE

BOURBON-LANCY.

L'étude des eaux minérales est, aujourd'hui, grâce aux progrès de la chimie, un sujet intéressant pour le praticien éclairé qui ne se laisse guider par aucune idée préconçue, et qui veut avant tout le soulagement de ses malades. L'opinion d'un homme aussi éclairé qu'impartial dans cette question m'a paru devoir être citée et servir d'épigraphe à ce petit opuscule. Les limites que je me suis imposées ne me permettront pas de m'étendre beaucoup sur les propriétés médicinales de notre établissement, et de faire ressortir tous les avantages qu'on en peut retirer dans le traitement des maladies chroniques. Je veux seulement appeler l'attention du médecin sur ces eaux trop négligées depuis quelque temps, et dont cependant la tradition et l'expérience avaient sanctionné les vertus depuis des siècles.

Tous ceux qui sont venus à Bourbon-Lancy pour y chercher une guérison vainement attendue jusqu'alors, ou pour affermir une santé chancelante, ont emporté

de ces lieux un souvenir bien doux, et la reconnaissance les a souvent poussés à revenir visiter cette petite ville dans laquelle ils avaient été délivrés de leurs
maux, de leurs souffrances, et revoir ces eaux bien-
faisantes, cette campagne si belle, qui leur avaient
donné une vie nouvelle.

Tous nous ont souvent reproché de ne pas ébruiter
davantage les succès que nous obtenions et de ne pas
encourager davantage les malades à venir à Bourbon-
Lancy, en rendant à nos eaux un peu de leur ancienne
réputation, en rappelant aux médecins des grandes
villes leurs propriétés chimiques et thérapeutiques, en
leur indiquant aussi la nature des affections qui sont
les plus propres à disparaître sous l'influence du traitement qu'on y emploie.

J'ai senti que c'était un devoir pour moi ; et en at-
tendant que je puisse publier un ouvrage plus important sur ces eaux salines que je regarde aujourd'hui
comme susceptibles d'un grand avenir, je veux, en
quelques pages, mettre tout le monde à même de les
apprécier.

On n'a jamais rien écrit sur ces eaux minérales,
sauf quelques analyses faites isolément et dans un but
tout chimique ; nous ne possédons rien comme histo-
rique, à part quelques vers et quelques lettres pleines
d'enthousiasme, inspirés par la reconnaissance des
malades et la joie que procure le retour à la santé.
L'une d'elles fut publiée il y a quatre ans dans la
Presse; on y lit ce passage : « Les exemples que

» j'ai sous les yeux me rendent inexplicable l'espèce
» d'oubli qui, jusqu'à présent, a condamné ces
» sources salutaires à n'être visitées que par un petit
» nombre de malades des environs. L'abondance et
» la chaleur des eaux, leur action incontestable et
» bienfaisante sur les rhumatismes, les névralgies de
» toute espèce, les affections chroniques, les gastrites,
» et sur tant d'autres maladies, devraient, depuis
» longtemps, avoir fixé l'attention de vos confrères,
» et je ne comprends pas comment ils ne connaissent
» pas mieux Bourbon-Lancy et l'effet de ses eaux. Il
» est heureux pour moi que vous ayez été mieux
» informé. L'établissement est disposé convenable-
» ment on y est bien logé, parfaitement nourri. .
. . . .
» L'administration départementale et les autorités lo-
» cales ont déjà accueilli des réformes utiles, d'in-
» telligentes améliorations, et en préparent d'autres.
» On ne peut qu'applaudir à des efforts dont le but
» est le soulagement de l'humanité souffrante, et dé-
» sirer que le gouvernement s'y associe en accordant
» à Bourbon-Lancy la part qui lui revient des secours
» que le budget de l'État consacre annuellement aux
» établissements sanitaires. Tout le monde n'est pas
» malade à Bourbon-Lancy, et chaque semaine le beau
» salon de l'établissement rassemble une charmante
» réunion dansante où les femmes les plus élégantes
» de la ville et des environs veulent bien venir faire
» assaut de grâce et d'élégance avec les baigneuses.

» Ainsi le plaisir et les distractions, si recommandés
» aux personnes qui fréquentent les eaux se trouvent
» également ici pour aider à la guérison que nous ve-
» nons y chercher.

» Il ne manque aux eaux de Bourbon-Lancy que
» d'être mieux connues pour être appréciées et très-
» fréquentées. »

Puissions-nous inspirer un peu de cette confiance
dont nous croyons notre établissement digne à tous
égards. Quelle que soit l'idée qu'on se forme de la vertu
des eaux minérales et de leur mode d'action, on doit,
dans l'examen de cette question aborder trois chefs
principaux dont l'importance n'est contestée par
personne : 1° les propriétés physico-chimiques ;
2° l'action thérapeutique ; 3° la localité.

Je vais toucher à ces trois points en commençant
par la localité pour terminer par l'action thérapeutique que je regarde comme la plus sérieuse.

Sous le rapport de la localité, Bourbon-Lancy est
une des villes les mieux placées pour un établissement
sanitaire, et par avantages de localité j'entends tous
ceux qui naissent de la situation géographique, de la
beauté des environs, de la richesse des campagnes,
de la facilité des promenades, de la proximité des
grandes villes, de la pureté de l'air, de l'absence de
marais, d'usines bruyantes ou malsaines, d'une population assez restreinte pour éviter les inconvénients
des grandes villes, assez nombreuse cependant pour
faire goûter les charmes d'une société choisie ; j'en-

tends aussi les avantages que donne la modicité du prix des denrées, ce qui permet aux petites fortunes de se loger et de se nourrir à très-bon marché, et ce qui n'exclue pas le luxe et la perfection que les plus riches ont le droit d'exiger.

Quelques mots sur notre petite ville suffiront pour montrer jusqu'à quel point elle peut satisfaire aux vœux des plus difficiles.

Bourbon-Lancy est une petite ville très-ancienne, chef-lieu de canton, riche d'une population de 4,000 habitants, faisant partie du département de Saône-et-Loire, distante de vingt lieues de Mâcon, chef-lieu du département. Elle est à soixante-dix lieues de Paris, à vingt-quatre de Chalon, à neuf de Charolles, à sept de Moulins et à trente de Lyon.

Cette situation permet d'y arriver de tous côtés; trois grandes routes, toutes trois desservies par des relais de poste et parcourues par des voitures publiques ne laissent aucune inquiétude aux voyageurs qui ont appris déjà à connaître les difficultés qu'on éprouve à arriver à d'autres établissements de ce genre. En outre un bateau à vapeur venant tous les jours d'Orléans et de Roanne monte et descend la Loire qui coule à quatre kilomètres de Bourbon-Lancy.

Dire que Bourbon-Lancy se trouve sur les bords de la Loire, c'est annoncer l'originalité des sites, la variété et la beauté des paysages, l'étendue des points de vue; et je regrette de ne pouvoir indiquer quelques-uns de ces brillants panoramas qui changent à chaque pas comme par magie, et que nos baigneurs ne peuvent se lasser d'aller contempler chaque jour.

Riche en paysages de toute sorte, forêts, fleuves, montagnes, prairies, dont elle est entourée de toutes parts, Bourbon-Lancy présente elle-même un paysage des plus attrayants : couchée comme une volée de cygnes sur le penchant de la colline granitique que traversent ses eaux minérales, elle est dominée par les ruines d'un ancien château fort entouré de fossés énormes creusés dans le roc, et qui semble veiller sur la ville.

Du haut de ce rocher granitique qui protége la ville contre les vents du nord, la vue s'étend au loin et peut jouir d'un spectacle magnifique. Aux pieds de la ville on découvre un charmant paysage formé de champs fertiles, de riches vignobles, de prairies arrosées par une multitude de ruisseaux, de bois épais qui encadrent le premier plan ; dans le lointain apparaissent les montagnes d'Auvergne, le Nivernais et les rives sinueuses de la Loire.

C'est cette vue qui fit donner à Bourbon-Lancy, pendant la révolution, le nom de *Bellevue-les-Bains*, et jamais un nom ne fut mieux appliqué. Lorsqu'on se promène sur le plateau granitique qui domine la ville et qui est couvert de bois immenses, on se croirait bien loin de toute habitation ; la ville, qu'on ne peut voir ne trahit sa présence que par les petits tourbillons de fumée que lancent ses cheminées et qu'on voit s'élever dans les airs sans en deviner d'abord la source. Il est difficile de trouver des environs plus jolis, plus frais, plus ombragés que ceux de Bourbon-Lancy, et cependant les terres sont assez sèches, les chemins très-bons, et la promenade toujours facile. Du côté de la Loire c'est un pays tout différent; à la nature accidentée, montueuse, succèdent des terrains plus plats, de vastes prairies, qui deviennent les promenades favorites de la fin de la saison, alors que le soleil devient moins chaud et plus agréable. Ajoutez à ces jouissances le bien-être de la vie, une nourriture excellente, un pain de grande renommée qu'il doit peut-être à l'eau ferrugineuse avec laquelle on le prépare, du gibier en abondance, des poissons de la Loire, des logements commodes et à bon marché; une vie en général assez économique puisqu'on peut avoir la table et le coucher pour trois à douze francs par jour; mais les prix peuvent augmenter indéfiniment pour satisfaire à tous les caprices du riche. A ces nécessités de la vie et aux agréments de toute sorte qu'elle offre, la ville de Bourbon-Lancy joint encore l'avantage de posséder des habitants empressés et bienveillants, une société choisie qui vient ajouter aux charmes des réunions de l'établissement. Tels sont les titres que Bourbon-Lancy doit à sa localité.

L'histoire de Bourbon-Lancy, de ses eaux minérales et de son château est assez peu connue; il faut cependant la faire remonter jusqu'à l'époque de la possession des Gaules par les Romains, et se persuader qu'ils avaient apprécié toute la valeur de nos eaux;

en effet, à la vue des ruines imposantes et des richesses de sculpture qui nous rappellent tous les travaux que les Romains y avaient jadis exécutés, il est difficile de nier l'importance qu'ils y attachaient. Ces restes de splendeur, qu'on doit plutôt à la reconnaissance des malades qui guérissaient par ces eaux qu'à la générosité de ceux qui les exploitaient, sont encore très-appréciables aujourd'hui. On voit que ces eaux avaient été isolées et encaissées dans des bassins de marbre, et conduites dans de vastes réservoirs garnis de marbre blanc, entourés de gradins circulaires pour les baigneurs, et qui furent jadis décorés de bas-reliefs et de statues d'une grande beauté. Des restes d'édifice qui ne peuvent être attribués qu'à l'architecture romaine, une statue entière de marbre blanc, une grande quantité de portions de statues, des médailles d'or, d'argent, de bronze trouvées dans l'un de ces bains et dans les différentes fouilles qui ont été faites lors des dernières constructions, attestent l'antiquité de ces travaux et le grandiose des constructions romaines. La plupart de ces statues ont été prises par le duc de Richelieu, et ornent aujourd'hui le jardin des Tuileries.

Dans les dernières fouilles on a trouvé un bain d'étuve parfaitement conservé, pavé et garni tout autour de mosaïques brillantes.

Quant aux bassins de marbre, ils sont assez bien conservés, et celui d'une des fontaines principales nommée le Lymbe, est encore dans un tel état de conservation et de solidité, qu'il peut résister à l'effort de plusieurs siècles. Son ouverture est circulaire, de trois mètres soixante-quinze centimètres de diamètre, de onze mètres cinquante-sept centimètres de circonférence, sa profondeur de quinze mètres.

Dans les environs on découvre des ruines qui font supposer que la ville était autrefois plus près de la Loire, et qu'elle s'est peu à peu rapprochée des sources. On a trouvé aussi des vestiges de voies romaines qui toutes aboutissaient à un pont construit aussi par les Romains sur la Loire au-dessus de Diou, à dix kilomètres de Bourbon-Lancy.

Cette ville était désignée dans les itinéraires romains sous les noms d'*Aquæ Nisineii*, *Aquæ Borvonis*. Il est probable, d'après ces noms et les constructions que nous avons signalées, que les Romains connaissaient ces eaux. L'un des thermes a conservé le nom de Bains des Césars, et est aujourd'hui un des bassins réfrigérants.

Ces monuments furent souvent réparés par des rois de France qui vinrent y chercher la santé. En 1580, Henri III s'y rendit avec Louise de Lorraine et ordonna des travaux considérables qui furent exécutés sous la direction de Mayron son premier médecin. Catherine de Médicis vint aussi y chercher un remède contre la stérilité.

Toutes les améliorations importantes pour la facilité des bains, la commodité des baigneurs, datent de ces dernières années, et présentent toutes les conditions qu'exigent leur nombre, qui s'élève à quatre cents, en comptant les malades de l'hospice, leur bien-être, et je puis dire leur agrément; car, persuadé que la plupart des malades qui fréquentent les bains ont besoin de distractions et de plaisirs sagement ordonnés, je n'ai rien négligé pour leur rendre le séjour de Bourbon-Lancy aussi agréable que possible. A la suite de ces nombreuses améliorations, j'ai eu la satisfaction de voir le nombre des malades tripler depuis 1840.

L'établissement des bains, qui fut cédé à l'hospice en 1805 par Napoléon, se trouve placé au pied de la colline sur le penchant de laquelle la ville est construite. Il est situé près d'une place publique qui se trouve dans le faubourg Saint-Léger, placé lui-même au sud-ouest de la ville et du château qui la domine. On y arrive par plusieurs chemins faciles et commodes. Il est vaste, aéré, et distribué d'une manière simple et commode.

Au milieu, une grande cour fermée au sud et à l'ouest par le bâtiment thermal, au nord par une chaîne de rochers de trente toises d'étendue, sur laquelle ont poussé naturellement une multitude d'églantiers, de chênes, d'ormeaux, qui forment un amphithéâtre dont la verdure et la fraîcheur flattent délicieusement les regards. C'est sous ce massif que se trouvent les fontaines thermales et deux vastes bassins réfrigérants qui servent à alimenter les cabinets des bains, et une vaste piscine à eau courante de soixante-quatre pieds de long sur cinquante de large. Grâce à cette disposition, on peut varier à son gré la température et la nature de l'eau qui la traverse, selon les besoins des malades ; ce qui constitue l'avantage de notre établissement sur ceux des bains de mer qui sont toujours au même degré, et qui peuvent nuire ainsi à un malade auquel ils conviendraient parfaitement à une température plus basse ou plus élevée.

En face du rocher, c'est-à-dire au sud et sur le côté, se trouve le bâtiment thermal avec une galerie donnant entrée à vingt-cinq cabinets de bains destinés aux malades, dans lesquels se trouvent des piscines et des douches. D'autres sont réservés pour les bains d'étuve, les douches ascendantes et horizontales. Une douche se termine par une petite éponge et me sert pour le traitement des maladies des yeux. C'est en face de l'établissement, dans un vaste jardin anglais, que se trouve la piscine à eau courante, entourée de galeries ; en dehors de l'établissement sont placées les piscines et les douches destinées aux malades qui viennent tous les ans à l'hospice.

Le bâtiment thermal est composé de deux pavillons et d'un corps de logis à deux étages, avec une galerie à chaque étage qui permet aux baigneurs de se promener en cas de pluie. Il y a plusieurs appartements destinés aux baigneurs, et parmi eux une salle de billard et un vaste salon qui réunit les baigneurs et les habitants de la ville, dans lequel on se délasse le soir des promenades de la journée, des courses faites aux ruines historiques si nombreuses dans les environs, quand la danse ou la musique ne viennent pas offrir de nouvelles distractions.

Du côté du pavillon de l'est, une petite promenade sépare l'établissement de la place publique ; de l'autre côté un vaste jardin paysagiste planté dans le dernier goût et que les voyageurs viennent visiter avec empressement.

Les sources sont au nombre de sept, dont six sont thermales et une seule froide, avantage précieux, comme je le dirai plus tard ; toutes appartiennent à la classe des eaux salines fortes. La plus considérable, dont j'ai déjà donné la dimension, s'appelle le Lymbe, remarquable aussi par sa construction en cône renversé et par la grande quantité de gaz qui s'en échappent ; la deuxième, la fontaine de la Reine, remarquable par la quantité de fer qu'elle contient ; la troisième, Saint-Léger ; et la quatrième, de l'Escure, du nom de celui qui l'a découverte. Ces deux fontaines déposent une matière grasse, savonneuse, et une substance qui semble se rapprocher beaucoup de celle que M. Fontan a décrite sous le nom de *sulfuraire* (Recherches sur les eaux minérales des Pyrénées, par J.-G.-A. Fontan). Les quatre autres fontaines portent le nom de malades qui y ont trouvé un soulagement rapide : Marguerite, Marie, La Rose, Lepuy. Les eaux de toutes ces sources s'écoulent par différents conduits, pour se réunir ensuite en deux qui vont remplir deux bassins, dont l'un, de forme elliptique, construit autrefois avec la plus grande magnificence, est le therme des Césars, aujourd'hui bassin réfrigérant, au fond duquel se trouve un limon de dépôt qui offre tous les caractères extérieurs de la barégine.

Ces eaux salines, qui ne sont pas sulfureuses à leur source, le deviennent pendant leur trajet par suite de différentes combinaisons chimiques : l'odeur d'hydrogène sulfuré qui en émane dans les bassins le prouve suffisamment ; elles prendraient donc quelques caractères de celles que M. Fontan a appelées sulfureuses accidentelles.

Ces eaux, qui sont employées en boisson, en bains, en douches, etc., etc., se prennent depuis le 15 mai, époque de l'ouverture de la saison des bains, jusqu'au 15 septembre. Elles sont d'un grand effet pendant toute cette saison.

Les cures merveilleuses dues à l'influence des eaux minérales ont de tout temps frappé les hommes de l'art, et les malades, si actifs à rechercher un soulagement à leurs souffrances. A une époque où la science n'avait pas expliqué les vertus mystérieuses de ces eaux chaudes et jaillissantes, l'ignorance et la superstition durent leur prêter une puissance occulte et surnaturelle. On courait de toutes parts à la fontaine qu'un saint avait bénie, et souvent on s'y rendait en pèlerinage, après avoir été se mettre en état de grâces. On arrivait, on se baignait, on buvait beaucoup d'eau, on guérissait ; et l'accomplissement du vœu pouvait être seul regardé comme la cause d'une cure contre laquelle la médecine avait quelquefois échoué. Bourbon-

Lancy a joui d'une réputation célèbre à cet égard dans les siècles passés ; les prosélytes arrivaient de toutes parts, les guérisons s'ébruitèrent et retentirent jusqu'à Paris, jusqu'à la cour. Catherine de Médicis vint y chercher un remède contre la stérilité ; devenue mère, elle remercia le ciel d'avoir exaucé le plus cher de ses vœux, et n'oublia cependant pas la fontaine dans l'eau de laquelle elle s'était agenouillée, et qu'on appelle aujourd'hui encore *la fontaine de la Reine*.

Les temps de miracles sont passés ; les saintes eaux de Bourbon-Lancy ne sont plus que des eaux salines ; la chimie à détruit le charme des mystères ; et la stérilité de la reine, causée par un engorgement de l'utérus, a cédé à la médication altérante du professeur Trousseau. Les propriétés occultes de ces eaux, leur chaleur qui frappait si vivement l'imagination des visiteurs, ne sont plus, pour le physicien, qu'un fait naturel et simple dont il vous donne la représentation, dans son cabinet, au moyen d'un siphon de verre. Pour lui, cette eau chaude et si bienfaisante, c'est l'eau du ciel, la rosée du soir qui mouille les grands arbres de nos bois, pénètre la terre, et dont une partie sert à dissoudre les sels utiles à la végétation, tandis que l'autre s'infiltre jusqu'aux entrailles du globe, traverse en vapeur ses couches brûlantes, et se rassemble en ruisseaux qui s'imprègnent des sels à travers lesquels ils circulent ; suivant alors la pente du terrain argileux, ils remontent chargés de sels, comme l'eau dans le siphon, et viennent à la surface de la terre y jaillir avec toutes leurs propriétés merveilleuses. Les eaux minérales ont dû passer des mains de l'empirisme en celles de la science, et elles n'ont plus été alors que ce que les ont faites les médecins chargés de les diriger et d'en surveiller l'administration.

Chacun a disputé sur la valeur de ses eaux ; les plus actifs et les plus habiles ont su entraîner le public, et la mode est venue sanctionner leur triomphe et les récompenser de leur peine.

Bourbon-Lancy, surtout, a eu à se plaindre de ce changement, et pourtant, moins que toute autre, elle devait redouter les investigations de la chimie : mais elle, la sainte source que venaient visiter les reines et les grands, croyant depuis des siècles avoir assez prouvé ce qu'elle valait, fière de ses triomphes, confiante dans ses vieux titres de noblesse, elle a dédaigné longtemps de demander à la science des lettres de ratification ; et de son côté, tout occupée d'analyser ses mille médicaments qui venaient de toutes parts lui demander son appui et sa consécration, la science a laissé à l'écart les vieilles eaux de Catherine de Médicis. C'est là du moins, ce nous semble, la seule explication raisonnable qu'on puisse donner de l'oubli non mérité dans lequel sont tombées pendant quelque temps les sources de Bourbon-Lancy.

Quoi qu'il en soit, la science a été au-devant de ses demandes. Berthier, le premier, a analysé ces eaux, et Jacquemont, plus tard, qui avait su apprécier sur lui-même leur valeur et leur importance, en a donné une seconde analyse.

Celle de Berthier (il est fâcheux que ce savant n'ait pas opéré sur les lieux) se trouve dans les *Annales de physique et de chimie*, la voici :

Pour un litre d'eau thermale :

Acide carbonique libre.	0 litre.	135
Chlorure de sodium.	1 gram.	170
Id. de potassium.	0	150
Sulfate de soude.	0	130
Id. de chaux.	0	075
Carbonate de chaux.	0	210
Id. de magnésie et oxyde de fer.	traces.	
Silice.	0	020
	1	755

Celle qu'en a donnée Jacquemont, et qui date de 1825, quoique plus précise et plus complète que la précédente, laisse encore beaucoup à désirer; il serait surtout important de faire séparément l'analyse de chaque fontaine, leur composition évidemment n'é= tant pas la même, comme le prouvent l'aspect des fontaines, leur dépôt, leur odeur, et surtout leur action thérapeutique bien sensiblement différente, sur les maladies diverses qui ont été traitées à Bourbon-Lancy. J'entrerai plus loin dans quelques détails à ce sujet.

Voici l'analyse faite par Jacquemont :

Le baromètre étant à 28 degrés, et le thermomètre de Réaumur à 12 ½,

Deux litres de ces eaux contenaient cinq fois leur volume de gaz en dissolution ainsi répartis :

Acide carbonique 3,460
Oxygène 0,422
Azote. 1,281

Les deux litres évaporés donnèrent un résidu qui pesait 17 gr. 210, et que Jacquemont a trouvé être composé de la manière suivante :

Hydrochlorate de soude et un
    atome d'hyd. de magnésie. 14,691
Sulfate de soude 0,480
Carbonate de chaux 0,590
Sulfate de chaux 0,228
Oxyde de fer 0,108
Silice 0,420
Carbonate de fer et perte . . 0,693
                             ———————
                             17,210

Avant ces deux savants, quelques médecins, et entre autres Duclos en 1770, ont analysé ces eaux, mais d'une manière très-imparfaite et qui ne mérite pas d'être relatée.

Les eaux qui ont servi aux analyses de Berthier et de Jacquemont, ont probablement été puisées à des sources différentes, comme on peut s'en convaincre

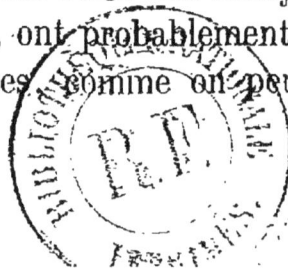

2

tout de suite en jetant un coup d'œil sur les deux résultats obtenus. Dans cette hypothèse, on s'étonnera d'autant moins des différences entre les deux résultats qu'ils sont en harmonie avec ce que l'observation de tous les jours apprend sur la composition différente des fontaines ; celle, dite de St.-Léger, contient manifestement une certaine quantité d'azote, dû probablement à des matières végéto-animales qu'elle tient en suspension, et qui forment, avec le carbonate de chaux qu'elle renferme, un savon qui se dépose sur les parois des puits sous forme de substances onctueuses et grasses au toucher. La fontaine dite de L'Escure offre le même phénomène ; aussi ne doit-on pas s'étonner de voir 1,281 d'azote dans l'analyse de Jacquemont. On remarque aussi une grande différence dans la quantité de fer signalée par les deux expérimentateurs. La même explication peut se reproduire, et en effet deux des fontaines paraissent en contenir une bien plus grande quantité que les autres, et c'est à la première surtout qu'on doit le prompt rétablissement des chlorotiques qui viennent passer quelque temps à Bourbon-Lancy.

L'analyse chimique montre, qu'en masse, ces eaux sont essentiellement salines et dans une proportion très-forte ; que le chlorure de sodium, le sulfate de soude, le carbonate de fer, sont les sels qui s'y trouvent en plus grande quantité et forment leurs principes actifs. Les proportions de ces sels varient beaucoup avec les fontaines : ainsi, la fontaine dite de la

Reine, est celle qui contient le plus de sels de fer, comme le fait supposer la saveur styptique qu'on ne retrouve pas dans les autres. Ces différences de composition trouvent encore une preuve dans la nature des dépôts qui se forment dans les conduits; dépôts que la richesse des eaux rend très-abondants, et dont l'emploi a été très-utile comme topique dans différentes affections.

Dans les uns, en effet, on trouve des incrustations pierreuses; dans d'autres, il se dépose une boue noire, compacte, se rapprochant, par les propriétés physiques, de la barégine, et qui produit merveille, employée en cataplasme, dans le traitement des tumeurs blanches non ulcérées, des engorgements froids, et autres tumeurs indolentes, contre lesquelles bon nombre de résolutifs étaient restés impuissants; dans d'autres, une substance savonneuse indique la présence de matières animales; dans d'autres fontaines, au contraire, les sels en dissolution favorisent le développement d'une grande quantité de conferves, marchantia, jungermane et autres plantes qui croissent le long des ruisseaux.

Cet exposé succinct des propriétés chimiques de nos eaux, bien qu'imparfait, suffit cependant pour faire apercevoir toutes les ressources qu'elles offrent à la thérapeutique, et faire présager tous les bienfaits qu'en peut retirer une médication sage et éclairée. Leur analyse prouve leur puissance, explique toute la faveur dont elles ont joui autrefois, et si l'expérience et la superstition les ont seules accréditées dans les temps les plus reculés, la science prouve aujourd'hui que la confiance de nos aïeux n'était pas mal placée ; elle rationalise ce que les faits avaient établis, ou du moins permis d'espérer, et elle doit en conséquence entraîner facilement la conviction.

Quelque incrédule qu'on soit en effet, par nature d'esprit ou par préjugé, comment ne pas se rendre en présence des puissants moyens d'argumentation qu'on peut faire valoir en faveur des eaux de Bourbon-Lancy : les traditions et observations des siècles passés, et dans les temps modernes, la raison, sous forme d'analyse ? Ne sont-ce pas là les trois moyens de preuve que nous indique la philosophie comme devant entraîner la conviction ?

Parmi les propriétés physiques des eaux de Bourbon-Lancy, la plus importante et la plus fertile en résultats thérapeutiques, est sans doute leur température, et disons de suite qu'elle est très-différente entre les fontaines qu'on examine. L'une d'elles, par exemple, le Lymbe, a soixante degrés, et à côté d'elle se trouve une fontaine froide dont l'eau ne s'élève jamais au-dessus de vingt degrés.

On sait en effet que les bains d'eau saline ont une action toute différente, suivant qu'ils sont chauds ou froids. Ainsi les bains salins chauds agissent, par le seul fait de leur température, comme excitant général ; en même temps qu'ils stimulent vivement la peau, ils agissent comme les bains sulfureux, et conviennent

par conséquent dans toutes les maladies pour lesquelles ces derniers sont habituellement prescrits :
dans les cas de débilité générale, chlorose, hypocondrie, scrofule, etc., etc. C'est un fait constant
aujourd'hui et qu'on trouve au reste consigné dans
la thérapeutique de MM. Trousseau et Pidoux.

L'immersion dans l'eau saline froide au contraire,
produit d'abord une sédation assez profonde, avec fris-
son, puis une réaction générale accompagnée d'une
douce chaleur pendant laquelle on éprouve un bien-
être que n'oublient jamais ceux qui l'ont goûté une
fois. Le pouls s'accélère un peu, la chaleur animale
se reporte avec plus d'égalité dans tout le corps,
l'individu nerveux perd cette habitude frileuse qui le
tourmente si souvent, toute la peau reprend ses fonctions normales, les pieds et les mains habituellement
froids, se réchauffent, on se sent plus d'énergie, plus
de force. On résiste mieux aux circonstances exté-
rieures, aux variations de l'atmosphère ; on n'est
plus impressionné comme autrefois par un léger
changement de température qui chez l'un déterminait
un accès d'asthme, chez un autre de la diarrhée,
chez un autre enfin une accès de goutte. Et combien
nous avons vu de ces personnes délicates qui ne pouvaient passer l'hiver sans tousser, sans souffrir du
ventre ou de la tête, qui, après une saison passée
aux eaux, étaient toutes surprises de ne pas voir revenir avec les premiers froids leurs rhumatismes,
leur catarrhe, ou leurs coliques ! Cette habitude fri-

leuse répercute le sang vers les viscères, où il entretient un état de congestion souvent funeste. C'est l'utérus surtout qui souffre le plus fréquemment de cet état de malaise ; il devient douloureux, augmente de volume, se déplace et devient inapte à la génération.

« On remarque, disent MM. Trousseau et Pidoux,
» que-chez les femmes, un organe surtout, l'utérus
» est soumis à des congestions d'autant plus faciles
» que naturellement le sang y est appelé chaque mois.
» L'habitude des congestions finit par amener un état
» fluxionnaire permanent et des métrites chroniques,
» des déplacements de matrice, et tout l'appareil des
» symptômes qui accompagnent ces désordres orga-
» niques. La menstruation se dérange ainsi que les
» autres fonctions de l'utérus ; de là une multitude
» d'accidents généraux, de là la stérilité. »

Depuis longtemps l'expérience avait établi les bons offices des eaux salines froides dans le traitement de toutes ces affections. Depuis l'époque de Catherine de Médicis jusqu'à nos jours, des femmes de tous les temps n'ont eu qu'à s'applaudir d'avoir consenti à passer une saison aux eaux. Aujourd'hui la science a rationalisé ce qu'on attribuait à une vertu surnaturelle. Les auteurs de traités de thérapeutique indiquent cette propriété remarquable des eaux salines froides, de diminuer les congestions viscérales en général, celles de l'utérus en particulier, de le ramener par conséquent à son volume et à sa position normale, et de faire disparaître ainsi les déviations qui occasionnaient la stérilité.

Et c'est là un grand avantage pour Bourbon-Lancy, de posséder en même temps des eaux froides et des eaux salines chaudes qu'on peut refroidir à volonté, puisque toutes deux elles ont une application si importante et si différente à la fois dans le traitement des maladies ; et nous avons eu de nombreuses occasions d'apprécier l'avantage d'une richesse que font comprendre les quelques détails dans lesquels nous sommes entré.

Je vais donner maintenant la température de nos sept fontaines :

Le Lymbe.	60.
Saint-Léger.	45.
La Reine.	50.
De L'Escure. . . .	48.
Les trois autres. . .	39 à 40.
Fontaine froide. . .	20.

La température de 20 degrés que possède la source froide à sa sortie convient parfaitement pour les immersions. Les autres se refroidissent et sont aussi administrées à cette température. Par le repos, elles ne perdent pas les sels qu'elles tiennent en solution ou en suspension, et sont alors aussi efficaces ; et nous avons dit qu'elles avaient en outre leur utilité d'un autre genre, et tout aussi grande pour les traitements auxquels elles sont applicables. Toutes ces eaux, à

leur sortie, sont parfaitement limpides et claires, et
sans aucune odeur désagréable. La grande quantité
de gaz qu'elles contiennent et qui s'échappent à mesure que l'eau arrive à l'air libre, est la cause de petites
détonations très-légères qu'on entend continuellement quand on est près des sources ; en s'approchant
des puits on voit des petites bulles qui viennent crever
à la surface du liquide, et qui tiennent à la même
cause. Sans odeur près des sources, les eaux en con-
tractent une légère en se refroidissant ; et en traversant
les tuyaux de conduite, plusieurs ont un peu d'odeur
de gaz hydrogène sulfuré. La fontaine de la Reine,
au contraire, a une odeur de sels de fer, et une
saveur styptique assez prononcée. Les autres eaux
n'ont presque pas de goût, elles se boivent sans répugnance, malgré leur température élevée, et ne causent
pas de dégoût ni de nausées comme l'eau ordinaire.

Après avoir été bues elles laissent un léger serrement
de gosier, comme il arrive toujours aux eaux chargées
de sels, de soude et de potasse ; mais il reste très-léger,
et n'est appréciable que la première fois qu'on en
boit.

Prises en petites doses à l'intérieur, elles causent un
léger sentiment de chaleur dans la région de l'estomac, amènent bientôt une excitation générale très-
douce, donnent de l'appétit, activent la circulation et
la régularisent. A plus hautes doses, elles agissent davantage sur le tube intestinal, augmentent les forces
digestives, purgent légèrement, excitent beaucoup

l'appétit, et l'effet est, en général, assez prompt pour être, dès les premiers jours, apprécié par le malade. Elles sont aussi (surtout la fontaine de la Reine) remarquablement emménagogues. Du reste on a remarqué depuis longtemps que cette propriété était inhérente à la plupart des médicaments qui ont quelque influence avantageuse sur les scrofules, la chlorose, etc., etc., et il est probable que, dans ce cas, c'est la guérison de la chlorose qui amène le retour des menstrues.

L'action des bains n'est pas aussi prompte qu'après les bains chauds, qui sont pris ordinairement à la température de 32°. Cependant le malade éprouve une légère excitation générale; la fonction de la peau est surtout considérablement augmentée. Le malade éprouve pendant quelque temps de la moiteur, des fourmillements, et au bout de quelque temps un bien-être extrême. La sécrétion urinaire, loin d'être suspendue par la moiteur de la peau, paraît, au contraire, augmentée.

Dans les premiers temps, l'action des bains, qui ne durent cependant jamais plus d'une heure, est beaucoup plus manifeste. Les malades se plaignent quelquefois d'un peu de congestion, d'une excitation presque fébrile, d'insomnie; mais cet état dure peu, et ils commencent bientôt à jouir de tous les avantages, et, si l'on peut s'exprimer ainsi, de tous les charmes du traitement. Les douleurs, par exemple, se dissipent peu à peu; le sommeil dont les malades étaient privés depuis longtemps, leur permet d'oublier leurs souffrances; l'appétit revient, et avec lui les forces, la santé, la joie et cette sérénité d'esprit, dont on ne goûte bien tout le charme que quand on a souffert.

Les bains plus chauds ont une action beaucoup plus énergique, et leur administration doit être surveillée avec grand soin par le médecin. Leur action stimulante est énorme et peut être d'un précieux avantage.

Les bains froids ont, nous l'avons dit, une action physiologique différente, mais aussi remarquable. Leur action sur le système nerveux et sur la peau est surtout curieuse; le bienfait en est immédiat. La tonicité des organes est doublée. On se sent plus fort, plus souple, plus agile et plus dispos; les facultés intellectuelles sont légèrement excitées, les idées sont plus faciles et plus nettes, l'esprit est plus libre, la mémoire plus active. Les fonctions animales sont aussi un peu plus activées, et l'on sent, l'on apprécie cet état de perfection fonctionnelle dans laquelle se trouve notre organisation; et ce bien-être est si évident, si sensible, qu'on peut dire sans crainte que les bains d'eaux salines tempérées sont une des béatitudes sensuelles les plus positives et les plus exquises que l'homme avide de jouissances matérielles puisse goûter. Cette jouissance a sur toutes les autres l'avantage de durer longtemps et de concourir au rétablissement de la santé.

Les notions sur l'action physiologique de nos eaux

indiquent et amènent naturellement l'étude de leurs propriétés thérapeutiques. J'ai fait pressentir par l'exposé de leur composition et de leur mode d'action, de quel avantage elles pouvaient être pour les malades, et comment on pouvait en comprendre les vertus. Ce que j'ai à dire sur leur emploi sera donc le corollaire nécessaire des propositions que je viens d'exposer.

Aujourd'hui que la chimie a donné la preuve palpable de la valeur des eaux minérales, les médecins ne sauraient nier leur action médicamenteuse, et tous ont reconnu qu'elle existe incontestablement. Les praticiens, désireux cependant de garder leur malade près d'eux, ont pensé que si la chimie a trouvé dans les eaux minérales les substances actives, il lui serait fort aisé, ces mêmes substances étant données, de recomposer l'eau telle que la nature nous l'offre dans le sein de la terre ; et plusieurs médecins, séduits par ce raisonnement spécieux, qui réalisait un de leurs rêves, ont conclu que les eaux artificielles valaient tout autant que les eaux naturelles ; et de cette conclusion, ils en ont tiré une autre non moins à leur gré, c'est que les malades pouvaient très-bien rester chez eux et prendre les eaux dans leur chambre. De semblables opinions ne sauraient soutenir une discussion sérieuse.

D'abord les eaux artificielles sont-elles ce que sont les eaux naturelles ? les malades vous disent que non. Ils ne trouvent pas dans les premières la saveur, l'odeur, la température des dernières, ils n'y trouvent pas les mêmes effets, ils n'y trouvent pas le même soulagement. (Je ne parle pas de toutes les eaux.) La chimie donnerait-elle un démenti au malade, et lui prouverait-elle que dans les deux cas ce qu'il boit a absolument la même composition? Mon dieu, non. Car l'analyse chimique a soin de faire des réserves, et, sous le nom de matières extractives, elle renferme sagement tout ce qu'elle n'a pas pu connaître. La chimie rend compte de tout ce qu'elle trouve; mais elle ne peut vous rien dire de ce qu'elle n'atteint pas. On connaît aujourd'hui jusqu'à un atome près la quantité d'alcool, d'eau de tannin, de sels, de matière colorante qui constitue une bouteille de Bordeaux. Réunissez ces éléments et vous n'espérerez certes pas faire passer du breuvage à un gourmet pour du Médoc. Il en est de même d'une bouteille d'eau saline pour un malade, dont la santé faible apprécie mieux cent fois que le palais d'un gourmand.

Parmi les eaux salines, nous avons des eaux purgatives, et je conçois que celles-là soient imitées avec succès. On sait le résultat qu'on veut obtenir, c'est de purger; il suffit alors de mettre un sel purgatif dans une bouteille d'eau pour avoir une bouteille d'eau minérale purgative. C'est ainsi qu'aujourd'hui avec de l'eau, du sulfate de soude et de l'acide carbonique on imite l'eau de Sedlitz qui contient un atome seulement de ce sel. Cependant cette eau donne le résultat attendu, et on a raison de l'employer. Quant à l'autre classe des eaux salines, celles de la nature des eaux de Bourbon-Lancy et qu'on dit être altérantes, celles-là sont inimitables, et de l'aveu de tous ceux qui ont écrit sur cette matière. C'est ainsi que MM. Trousseau et Pidoux, qu'on ne peut accuser de bienveillance pour les eaux minérales, disent dans leur 2ᵉ volume à la page 803 : « On doit distinguer » les eaux salines en *altérantes* et *purgatives ;* les pre- » mières renfermant des substances gazeuses et sa- » lines unies à des matières végéto-animales ne peu- » vent que très-imparfaitement être imitées. »

Cette proposition est de la dernière évidence, et nous ne croyons pas devoir nous y arrêter plus longtemps. Les eaux minérales naturelles, surtout les eaux salines altérantes, comme celles de Bourbon-Lancy, ont une composition qui ne permet pas à l'art de les imiter et possèdent des vertus médicinales qui leur sont propres, et que n'auront jamais les mélanges faits dans un laboratoire.

Les eaux naturelles transportées à Paris, par exemple, ont-elles la même action qu'à Bourbon-Lancy, et peuvent elles faire espérer une guérison aussi prompte ? Évidemment non ! L'établissement des bains présente une série de garanties étudiées avec soin et qu'on ne peut pas retrouver dans sa famille, au milieu d'une ville malsaine, au centre des affaires, des impressions morales, des émotions qui souvent ont favorisé le développement de la maladie qu'il s'agit de combattre. Ce qui établit l'avantage incontestable des établissements d'eau minérale, c'est l'ensemble de circonstances nécessaires à la guérison qu'ils vous présentent. Vous y trouvez l'agent thérapeutique, le médicament sous les formes les plus variées, une vie calme et tranquille, un air pur, la vie des champs, moins cette monotonie qui la rend accablante, la distraction qui chasse l'ennui, mais une distraction qui vous occupe sans vous briser le corps ou sans éveiller en vous les plus terribles émotions du cœur. Dans les grandes villes on est avide de ces plaisirs bruyants qui vous privent de votre sommeil, vous énervent et ne vous attachent qu'en vous tuant; on les aime parce qu'on ne sait que faire, parce qu'on souffre, parce qu'on est blasé sur toutes ces jouissances qui n'ont de valeur qu'autant qu'elles sont poussées jusqu'à l'épuisement. C'est le cachet des plaisirs artificiels d'user, de fatiguer, d'irriter sans cesse nos désirs sans les satisfaire jamais. On ne se dégoûte jamais d'un plat préparé avec la simplicité de nos habitudes de campagnes, et le talent et le génie des cuisiniers modernes qui ne savent plus qu'inventer pour exciter le goût de nos Lucullus, sont impuissants à métamorphoser une aile de poulet de manière à la faire agréer.

Nous nous sentons mal à l'aise dans les grandes villes, et par instinct nous cherchons partout avec ardeur, au spectacle, au bal, à la promenade, ce complément de bonheur qui nous fuit; nous nous fatiguons à cette recherche toujours vaine; c'est que ce qui nous manque, ce qu'on ne trouve pas dans les villes, ce qu'il nous faut, c'est de l'air, c'est du soleil, c'est de la verdure; ce sont là des nécessités aussi impérieuses pour la vie que le boire et le manger. La privation de la lumière et de l'air nous laisse dans un état d'inquiétude, de malaise, dont chacun souffre, surtout au printemps, et le malade plus encore que l'homme bien portant.

Chacun sait que l'air et la lumière sont des agents d'une haute importance pour aider l'action des médicaments. Et combien de fois les médecins de Paris, dans leurs salles peu éclairées et pleines de malades, se sont-ils plaints d'un état de choses qui prolonge quelquefois indéfiniment certaines maladies; la chlorose par exemple, contre laquelle en pareil cas, la médication la plus héroïque reste impuissante? Nous devons donc faire entrer sans crainte, au nombre des causes des guérisons fréquentes et faciles qui se montrent à Bourbon-Lancy, les avantages que retirent les établissements, d'une situation si propre à recevoir toutes les conditions que nous énumérions au commencement de ce petit travail, et qui sont, nous le répétons, souvent indispensables pour assurer l'efficacité du traitement.

Nous tiendrons donc un grand compte de la situation géographique de Bourbon-Lancy, des avantages sanitaires qu'on retire de la pureté de l'air qu'on y respire, de la beauté des sites qui l'environnent, dont l'attrait est tout-puissant sur une imagination active, et qui usent avec sagesse et bénéfice cette exaltation

presque fébrile, ce besoin d'émotions sans cesse re-
nouvelées qui tourmentent et inquiètent, fatiguent les
organisations affaiblies par les maladies, les femmes
un peu nerveuses, les chlorotiques et les convales-
cents. Quel est le médecin, qui dans sa carrière ne
s'est pas senti doucement ému en voyant un malade
en convalescence, goûter, je dirai presque avec pas-
sion, les charmes de la campagne. Les impressions de
ceux qui renaissent ainsi à la santé sont si fraîches
et si vives, leur joie si pure, leur parole si pleine
d'attendrissement et de reconnaissance, que nous es-
sayerions en vain d'en donner une idée. Toutes les
choses qui nous paraissent redites et vulgaires, comme
le chant d'un oiseau, le bruit d'un ruisseau, la vue
d'une fleur, d'un champ de blé, d'une forêt pleine
d'ombrages ; tout cela réjouit et enivre délicieusement
le malade. Ce qu'il aime, ce qu'il admire à son insu
dans un brillant spectacle, c'est l'image de la vie dont
ils sont le prix ; c'est la force, la santé, dont la nature
est toujours la représentation la plus belle et la plus
expressive.

Le véritable médecin ne méconnaît jamais cette influence et l'immense parti qu'il en peut retirer ; et Tis-
sot, dans son petit Traité d'hygiène, recommande aux
hommes de cabinet le séjour de la campagne, comme
le seul moyen de dissiper toutes les incommodités qu'a-
mènent une concentration trop prolongée de l'esprit,
ou des habitudes trop sédentaires.

Ces motifs sont puissants plus qu'on ne le croit gé-

néralement, mais il en est de plus matériellement, ou,
si vous voulez, de plus médicalement évidents ; et d'a-
bord, le changement d'hygiène. C'est en effet chez
nous une vie toute nouvelle pour l'homme des villes ;
ici il se couche de bonne heure, repose toute la nuit,
goûte un sommeil réparateur qu'il doit à ses promenades de la journée, aux bains et aux boissons salines
qui le mettent dans un état de calme et de fraîcheur
qu'il ignorait depuis longtemps.

On se lève de bonne heure, désireux de goûter de
nouveau les jouissances de la veille. La nourriture est
saine, de bonne qualité, se mange toujours avec appétit, et on oublie avec plaisir les recherches dange-
reuses des tables opulentes des grandes villes. Nous
devons ensuite faire une part à la régularité avec laquelle le traitement est suivi ; pas d'interruption, pas
de négligence, pas d'oubli. Les bains, les boissons,
les douches, les fumigations, sont pris à heure fixe.
Chaque jour, le médecin dose lui-même le nombre de
tasses à boire, et la durée des bains ; il dirige lui-
même l'emploi d'un médicament qu'il connaît depuis
longtemps, dont il sait plus que personne juger les
effets, apprécier le résultat, augmenter ou diminuer
la force.

Quel est donc le malade en ville, qui consentira à
s'abreuver d'eaux minérales toute la journée, à prendre de l'exercice, à s'abstenir de tout excès, à fuir le
démon de la tentation qui le poursuit et l'obsède partout et sous toutes les formes ? Il succombe ! il suit son

3

régime à moitié, il prend le matin deux ou trois verres d'eau par acquit de conscience, et encore seulement, lorsque l'aiguillon du mal vient l'exciter. Il ne guérit pas. Qu'il vienne à Bourbon-Lancy ; sa vie sera réglée, il ira lui-même à la source boire sa ration, se promènera, insatiable de visiter tous les beaux paysages qui nous entourent ; la santé qui reviendra peu à peu, l'encouragera dans ce traitement qui n'est plus déjà pour lui qu'un plaisir, et au bout de cinq ou six semaines, il sera complétement guéri. C'est l'histoire d'un grand nombre de nos malades.

Après cet exposé rapide des propriétés que nous croyons appartenir sans conteste aux eaux de Bourbon-Lancy, disons un mot de l'efficacité thérapeutique de ses eaux, et voyons jusqu'à quel point, employées rationnellement et avec méthode, elles peuvent amener des guérisons rapides, et sur lesquelles nous n'osions quelquefois pas compter.

Ces eaux se prennent en boissons et à l'extérieur, sous forme de bains, de douches et d'étuves. Tous les malades, en général, prennent les eaux à l'intérieur, à des doses variables et à des fontaines différentes, suivant la nature de leur affection. Ainsi, les chlorotiques et quelques scrofuleux, des femmes affectées d'aménorrhée, boivent plus spécialement l'eau de la fontaine de la Reine, qui nous a paru jouir des propriétés remarquables pour la fonte de certaines tumeurs de l'utérus et des ovaires. La dose est excessivement variable, depuis un verre jusqu'à dix, quinze et vingt par jour. Quelquefois des estomacs débiles ou irritables ne peuvent supporter la plus petite quantité d'eau pure dans le commencement du traitement ; et alors nous sommes dans l'habitude de couper l'eau saline avec du lait, de la gomme, etc., ajoutés quelquefois dans des proportions considérables. Peu àpeu l'estomac s'y habitue, et celui qui n'en pouvait pas supporter un demi-verre finit par en boire des quantités très-considérables. Ce fait est remarquable, surtout chez le scrofuleux et chez quelques cachectiques, tels que chlorotique, etc. Les premiers verres qui sont donnés coupés avec du lait produisent une excitation sous l'influence de laquelle l'appétit renaît très-promptement ; la muqueuse se fortifie, elle supporte des masses d'eaux considérables, et la guérison marche avec une rapidité surprenante.

Dans ces premiers temps, les eaux minérales prises à petite dose ne semblent avoir d'autre effet que de développer l'appétit chez nos cachectiques, ce qui est déjà d'une grande importance, puisque l'alimentation est un des moyens de réparation les plus importants. Le médecin doit donc veiller avec soin à saisir le moment où il aura à changer l'action de son remède en augmentant considérablement la dose. Cette distinction, qui n'est pas faite, est d'une haute importance, et elle explique pourquoi des médecins qui ont écrit sur les eaux minérales, entre autres M. Léon Marchand, regardent les eaux salines comme contre-indiquées dans la phthisie pulmonaire. A hautes doses,

oui ; à petites doses, non. Il n'est pas permis, jusqu'à
présent, de songer à guérir directement l'altération
organique qui constitue la phthisie, à faire cicatriser
une excavation tuberculeuse du poumon ; mais ce
qu'on peut, c'est essayer de relever des forces abat-
tues, d'aider la nature à produire une cure trop souvent confirmée par des ouvertures cadavériques pour
qu'on puisse la nier aujourd'hui. Eh bien ! la première
indication, celle qui tombe sous le sens, et que sa simplicité seule empêche de voir, n'est-ce pas d'éveiller
l'appétit et de permettre à ce corps qui tombe et se
détruit sous vos yeux de se reconstituer, de fournir
à la nature les éléments d'une réorganisation vers laquelle elle tend sans cesse ?

Quel est le résultat de toutes ces préparations, de
tous ces remèdes tant vantés, dans ces derniers temps,
et auxquels on doit des succès incontestables ? Le sel
marin, l'iodure de potassium, les sels de fer, l'ipé-
cacuanha, l'arsenic, etc., etc., ne sont-ce pas des
remèdes encore plus excitants que nos eaux ? Et cependant, sous leur influence, vous avez vu des êtres
chétifs et usés, se relever, se fortifier ; et sinon guérir, du moins prendre pour un temps plus ou moins
long tous les dehors d'une bonne santé, en même
temps que sous l'oreille les signes physiques de la
maladie disparaissaient plus ou moins complétement.
La seule manière d'expliquer l'action bienfaisante de
tous ces médicaments qui ne peuvent réclamer aucune
vertu thérapeutique, c'est de reconnaître les modifi-

cations qu'ils ont amenées dans l'appétit et dans la digestion des malades. Cette manière de voir, qui résulte des faits, et non d'une idée préconçue, peut être appréciée et observée par tout le monde. Le tout consiste à mettre la main sur le médicament qui aura ce résultat pour tel ou tel individu, et qu'il soit assez agréable pour ne pas dégoûter le malade...... Que d'essais, que de tentatives inutiles!

On conçoit de suite, sous ce point de vue, les succès que peuvent faire espérer les eaux de Bourbon-Lancy, et ceux qu'elles ont déjà obtenus. Nous disons avec confiance que ces malheureux retireront toujours plus de profit de quelques semaines passées aux eaux, où leur traitement est fait avec régularité, que de tous ces essais, de toutes ces substances médicamenteuses qui les fatiguent et ne les guérissent pas, souvent à cause des ennuis de la médication : *Omne tullit punctum qui miscuit utile-dulci.*

A ce traitement interne ainsi conçu et modifié selon les espèces pathologiques, nous joindrons un traitement externe qui consiste dans les bains, douches, etc., modifiés également d'après les mêmes indications, soit pour la température, la durée, la forme, etc. Quelques exemples suffiront pour exprimer nettement notre idée.

Ainsi cette première forme de traitement, c'est-à-dire les eaux salines à l'intérieur et à petites doses, est appliquée à tous les individus affectés de dyspepsie, de langueur, d'étisie, sans cause organique appréciable; à ces diarrhées lentes et prolongées si fréquentes dans les grandes villes; aux gastrites et gastro-entérites chroniques, contre lesquelles elles font merveilles, quelle que soit la théorie qu'on adopte pour expliquer leurs effets : médecine dépurative, substitutive, astringente, qu'importe (1) ! Nous l'appliquons aussi dans la phthisie, dans le but de ramener l'appétit, ainsi que dans le commencement du traitement de la chlorose. Mais dans cette maladie, comme dans les scrofules, les convalescences lentes et pénibles, les leucorrhées et ulcérations du col avec atonie, certaines formes d'hypocondrie, les abcès froids et autres maladies qui ont un cachet de débilité et de faiblesse générale avec altération du sang, la méthode thérapeutique devient beaucoup plus énergique; le nombre des verres d'eau peut être élevé jusqu'à quinze par jour, les bains répétés tous les jours à des températures différentes, suivant que la chlorose est simple ou compliquée d'accidents d'un autre genre. Je mets sous les yeux du lecteur deux observations de chlorose qui me paraissent dignes d'intérêt.

La première renferme l'histoire d'une jeune fille qui avait usé de tous les moyens propres à guérir sa maladie sans obtenir de soulagement. Elle avait

---

(1) Nous ajouterons à ce traitement quelques bains tièdes peu prolongés et des douches répétées tous les jours. La légère transpiration qu'ils amènent, modifiant la sécrétion intestinale, en diminue l'intensité et contribue puissamment à supprimer la diarrhée.

changé d'air, habité la campagne sans profit, et ce fut aux eaux de Bourbon-Lancy qu'elle dut le retour de la santé.

OBSERVATION Ire : Mademoiselle B**, âgée de dix-neuf ans, d'un tempérament lymphatique, d'une constitution moyenne, réglée à treize ans, jouit d'une bonne santé jusqu'à l'âge de seize ans ; à cette époque, envoyée en pension dans une communauté religieuse située dans un pays malsain et humide, elle devient souffrante, ses règles se suppriment et les signes de la chlorose apparaissent les uns après les autres. Traitée pendant six mois dans cette maison par les ferrugineux, elle n'éprouve aucun soulagement. Elle est envoyée à la campagne ; mais, ni le grand air, ni la continuation des préparations ferrugineuses, n'amènent de mieux. Le médecin qui la soignait l'engage alors à aller à Bourbon-Lancy.

A son arrivée, le 25 mai 1843, signes prononcés de chlorose parmi lesquels on note la pâleur générale, l'infiltration des paupières et des membres inférieurs, appétit nul, goût dépravé, nausées, vomissements à la suite des repas, constipation alternant avec la diarrhée, bruit de diable dans les carotides, bruit de souffle couvrant le premier bruit du cœur, etc. Les premiers jours la malade est soumise à un régime hygiénique ; au bout de quelques jours de promenade et de distraction, on commence l'emploi des eaux par un quart de verre coupé avec de l'eau de tilleul. La deuxième semaine la dose d'eau minérale

fut portée à un verre et un bain d'une demi-heure.
L'appétit avait reparu, les forces aussi, les fonctions
digestives se régularisaient ; j'ordonnai alors deux
verres d'eau et un bain, toujours tiède, d'une heure,
et des courses plus longues. Au bout d'un mois de ce
traitement la santé était sensiblement améliorée. J'engageai alors la malade à retourner dans sa famille, et à
revenir au mois de juillet pour détruire entièrement les
germes du mal. Pendant son séjour chez elle la maladie ne fit pas de progrès sensibles ; à son retour les eaux
furent données à la dose de quatre verres et les bains
d'une heure et demie. Elle continua pendant un mois
au bout duquel elle était complétement guérie. Les règles ont repris leur cours, et depuis six mois aucun
des symptômes n'a reparu.

_ La deuxième observation est plus curieuse, en ce
que la jeune femme qui en fait le sujet, avait en
même temps un engorgement de l'utérus, entretenu
probablement par l'aménorrhée. Les eaux de Bourbon-Lancy la guérirent complétement, rendirent à
l'utérus les fonctions dont il était privé, la cause de
sa stérilité cessa et quelque temps après sa sortie de
notre établissement elle devint enceinte.

Obs. II. Madame L...., âgée de vingt-huit
ans, est d'un tempérament lymphatique, d'une constitution assez faible, et presque toujours souffrante
depuis son mariage, qui date de neuf ans. Depuis
deux ans elle a des palpitations, des maux de tête,
de la courbature, des nausées et des vomissements,

appétit nul et dépravé, goûts fantasques. Elle fut
saignée, prit de la digitale, et plus tard de l'eau
ferrugineuse.

A son arrivée aux eaux elle était pâle et maigre,
d'une grande faiblesse, la face bouffie, les extrémités
souvent enflées. Caractère excitable, susceptibilité très-
marquée à la plus légère impression, des vomissements, appétit nul, douleurs dans les reins et dans la
région de l'utérus. Je commençai le traitement par
un verre d'eau coupée avec le lait et le sirop de gen-
tiane, et un bain tiède d'un quart d'heure, promenade peu prolongée. Au bout de quelques jours l'appétit était revenu, et à cause de l'état de l'utérus et
de la grande susceptibilité de la malade, je multiplie
les bains et en fais prendre deux par jour et plus
frais ; en même temps on augmente peu à peu les
doses de boissons, jusqu'à six verres par jour. Les forces
reviennent vite, les douleurs disparaissent. Au bout de
trois semaines il n'y avait plus de traces de chlorose, et
cette dame, qui était tourmentée continuellement par
le chagrin de ne pas être mère, est aujourd'hui enceinte de cinq ou six mois.

C'est le même traitement qui convient aux scrofuleux. Seulement l'altération du sang étant plus considérable, les désordres plus graves, le traitement a dû
être plus long et plus énergiquement employé. Tous
ceux qui sont venus réclamer nos soins ont été guéris
complétement, ou ont éprouvé une amélioration si
sensible qu'ils sont partis avec la ferme résolution de

revenir compléter leur guérison. Les cures que nous avons obtenues sont bien remarquables et paraîtraient même miraculeuses à des médecins qui ne connaîtraient pas les vertus héroïques des eaux salines dans le traitement de cette affection. Je ne veux pas ennuyer le lecteur en reproduisant sous ses yeux une série d'observations toutes semblables ; l'histoire de quelques-unes suffira pour montrer aux médecins l'action rapide de notre thérapeutique ; pour les engager à ne pas désespérer d'un cas quelque grave qu'il puisse leur paraître, et à conseiller à leur malade de passer une saison à Bourbon-Lancy avant de se soumettre à une mutilation cruelle qui le prive d'un membre, qui le débarrasse de la partie affectée, mais qui laisse l'organisation en proie à toute l'activité du mal.

Dans tous ces cas de vices scrofuleux, la médication qui modifie et change la constitution est la seule bonne ; la seule sur laquelle on puisse fonder une espérance de guérison.

J'emploie, pour ces maladies surtout, l'eau de la fontaine Saint-Léger, une des plus riches en sel et qui contient aussi une assez grande quantité de matières végéto-animales. Je pousse la dose très-haut à mesure que le traitement se prolonge, et je conserve ainsi aux eaux toute leur action et toute leur puissance. J'arrive, chez ces malades, à donner jusqu'à quinze à vingt verres par jour, en même temps qu'à l'extérieur, j'administre des bains et des douches à différentes températures ; et plus le traitement est employé avec énergie, plus les résultats sont prompts et remarquables. Les trois observations suivantes serviront à appuyer ces propositions.

Obs. III. M. G..., âgé de 25 ans, habitant Roanne, d'un tempérament lymphatique très-prononcé, et d'une constitution faible, éprouvait depuis trois ou quatre ans des douleurs au genou gauche, qui le forcèrent de s'aliter. La marche était impossible, la constitution s'altérait de plus en plus, l'appétit avait disparu, une fièvre hectique n'avait pas tardé à se développer. Bientôt une tumeur se manifesta à l'union du tiers supérieur avec les deux tiers inférieurs de la jambe, à la face interne du tibia. La tumeur fit des progrès rapides, s'ouvrit, et donna issue à du pus de très-mauvaise nature, au milieu duquel se trouvaient des esquilles d'os nécrosé. Une fistule s'établit et a persisté jusqu'à l'arrivée du malade à Bourbon-Lancy.

Les douleurs devinrent plus violentes, les muscles de la cuisse se contractèrent, et la jambe fut pliée sur la cuisse et ne pouvait plus être ramenée dans sa position normale. Le malade resta six mois dans cette position, son état s'aggravait de jour en jour, l'amaigrissement était extrême, les fonctions digestives presque nulles, les forces épuisées ; tout faisait craindre une issue fatale, et les médecins de Roanne lui proposèrent une amputation. La répugnance du malade fut extrême, et les médecins, qui comptaient peu sur le succès d'une opération faite dans de si fâcheuses

circonstances, voulant paraître s'occuper de lui et le
rappeler un peu à l'espérance, l'engagèrent à aller
prendre les eaux de Bourbon-Lancy.

C'est avec peine qu'il put s'accoutumer au traitement qui convenait à son état. Il prenait tous les deux
jours un bain tempéré d'un quart d'heure, et en boisson, deux demi-verres d'eau coupée avec du lait. Après
huit jours de ce traitement, les bienfaits de notre médication avaient commencé à être manifestes. L'appétit était revenu, les fonctions digestives avaient repris un peu de force, et la fièvre avait considérablement
diminué. J'ordonnai alors un jour un bain, et un jour
une douche sur les parties malades et deux verres pour
boisson. Ce traitement fut continué pendant un mois,
et progressivement augmenté jusqu'à ce qu'il prît
quinze verres par jour, un bain et une douche tous
les jours. Au bout de ce temps, la fistule n'existait
plus. La fièvre avait disparu ainsi que les douleurs, le
membre commençait à s'allonger et permettait au
malade de marcher avec des béquilles; les digestions
se faisaient bien, et l'appétit était très-bon. Le malade nous quitta en nous faisant la promesse de suivre
un régime tonique, et depuis deux ans que ce malade
nous a quittés, il m'a plusieurs fois écrit qu'il se porte
très-bien ; il mène une vie très-active, et peut s'occuper toute la journée.

Obs. IV. M. L......, de Chauffaille, département
de Saône-et-Loire, cultivateur, âgé de 16 ans,
d'un tempérament lymphatique, et d'une constitu-

tion assez forte, portait au côté droit du cou une tumeur de la grosseur du poing, qui avait commencé à
se développer depuis trois ans. Cette tumeur s'était
abcédée sur trois points qui avaient dégénéré en fis-
tules. Tous les anti-scrofuleux avaient été, pendant ce
laps de temps, mis en usage et sans succès. Je lui ai
fait prendre les eaux de Bourbon-Lancy, avec les précautions que j'ai précédemment indiquées, et au bout
de vingt-cinq jours de traitement (en 1843), il était
tout à fait guéri.

OBS. V. M.***, habitant de Percy (Saône-et-Loire),
âgé de 12 ans, cultivateur, d'un tempérament lymphatique et d'une constitution faible, était affecté depuis son enfance de tumeurs scrofuleuses dans plusieurs
articulations. En outre, deux ulcères au pied droit,
toutes les articulations de la main droite étaient malades,
la première phalange de l'index était exfoliée. Le malade
avait essayé en vain de tous les remèdes employés habituellement contre cette affection. Quarante jours de
séjour à Bourbon-Lancy, où il suivit un traitement
énergique et gradué, l'ont parfaitement guéri.

OBS. VI. M.***, de Château-Chinon (Nièvre), cultivateur, d'un tempérament lymphatique et d'une faible constitution, avait des glandes engorgées au cou,
aux aines, sous l'aisselle, de tous les côtés. Une tumeur blanche au genou droit l'empêchait de marcher,
et menaçait de compromettre son existence. Il fit usage
de quelques médicaments anti-scrofuleux, mais pas
assez longtemps pour en retirer de bons effets. Il a

pris sous les formes indiquées, pendant quinze jours, les eaux de Bourbon-Lancy, et il est reparti marchant très-bien. Son genou malade était revenu à l'état normal, et je suis bien convaincu que si cet enfant prend encore une saison ou deux les eaux de notre établissement, sa constitution sera tout à fait réformée, et qu'il pourra se livrer sans fatigue aux travaux de la campagne.

Toutes les maladies qui ont pour cachet une altération de sang ou une grande faiblesse, peuvent se rapporter au groupe de maladies dont nous venons de parler. La même forme de traitement leur convient, et nous pourrions faire une longue énumération de convalescences difficiles, d'hypocondrie, de certaines gastralgies chlorotiques, de leucorrhée, d'ulcérations du col, qui ont trouvé près de nous de bien grands soulagements, et souvent une guérison rapide. Je puis rapporter un exemple de gastralgie de ce genre, guérie en bien peu de temps.

OBS. VII. Mademoiselle ***, âgée de 19 ans, d'une constitution délicate et d'un tempérament un peu lymphatique, avait joui d'une bonne santé jusqu'à l'âge de 17 ans, époque à laquelle ses menstrues se supprimèrent. Les digestions devinrent difficiles avec inappétence et crampes d'estomac. A son arrivée aux eaux, la langue était blanche, appétit presque nul, quelquefois de la boulimie, douleur à la région épigastrique, constipation opiniâtre, digestions difficiles, vomissements fréquents même après une légère alimentation, maigreur considérable ; voici le traitement qu'elle suivit : pendant les huit premiers jours, nourriture légère, un demi-verre d'eau coupée avec l'eau de tilleul, un bain tiède, promenade d'une heure. Les huit jours suivants : deux verres d'eau, un bain le matin, un bain d'étuve le soir. Au bout de quinze jours, l'amélioration était si sensible, que je cessai l'emploi des eaux, et engageai mademoiselle** à revenir la saison prochaine.

Les fonctions digestives étaient revenues, le sommeil calme et la santé générale très-bonne.

D'autres espèces de névralgies ont aussi beaucoup gagné par l'action des eaux de Bourbon-Lancy, et entre autres des névralgies faciales, des sciatiques, etc., etc. Du reste, la vertu des eaux salines a été de tout temps vantée pour la cure de ces affections, et je me bornerai à rapporter au hasard l'une des nombreuses guérisons que nous comptons.

OBS. VIII. Madame D***, âgée de 48 ans, d'un tempérament sanguin et d'une forte constitution, fut affectée d'une sciatique du côté gauche à la suite d'un refroidissement subit des membres inférieurs. Le médecin appelé près de madame D*** dans le but d'apaiser les douleurs et de calmer un peu la fièvre, pratiqua une saignée qui la fit tomber un peu, et un vésicatoire qui fut pansé avec la morphine apaisa un peu la douleur. Cependant la marche et les changements de température renouvelaient violemment les souffrances de madame D***, qui se décida alors à venir prendre les eaux. Pendant les premiers temps la douche fut très-douloureuse, et j'eus recours aux bains et aux étuves.

Mais au bout d'une semaine, outre les bains, la malade recevait deux douches par jour. Quinze jours après, la guérison était radicale, les mouvements étaient libres, et malgré les variations de la saison madame D*** n'éprouvait plus de recrudescence, et les douleurs n'ont pas reparu depuis son départ.

L'action tonique et excitante des eaux de Bourbon-Lancy me paraît bien démontrée par les faits que j'ai cités, soit par leur action générale comme dans la chlorose, les scrofules, la fièvre intermittente, l'anemie, etc., etc., soit enfin comme agent local dans le traitement de diverses névralgies, de sciatiques, d'entorses anciennes et douloureuses, de fractures mal consolidées, de vieilles luxations, de douleurs de toute sorte, dont les observations nombreuses m'entraîneraient bien au delà des bornes que je me suis prescrites dans ce petit travail.

Mais il est un groupe de maladies que je ne puis passer sous silence, dans lesquelles cette action s'est montrée toute-puissante, et me semble bien au-dessus de beaucoup des moyens vantés jusqu'à ce jour. Je veux parler des paralysies. Quelle que soit la cause première de ces affections, quel que soit l'organe altéré, la nature de l'altération, ou l'essentialité de la maladie, la gravité des symptômes auxquels nous avons eu affaire nous permettait peu d'espérer les succès auxquels nous sommes arrivés. Voici les faits :

Obs. IX. Mademoiselle d'Ho...., habitant Châlon-sur-Saône, âgée de 16 ans, d'un tempérament essentiellement lymphatique, avait eu jusqu'à douze ans une santé parfaite. A cette époque, elle entra à la maison royale de Saint-Denis. Quelque temps après sa santé s'altéra, et le médecin de l'établissement pensa que l'époque menstruelle était la cause de l'état d'engourdissement dans lequel se trouvait cette jeune fille. Il prescrivit les préparations martiales qui ne changèrent pas la marche de la maladie qui faisait toujours des progrès. Les extrémités maigrissaient, la paralysie commençait à se manifester, on ordonna les antiscrofuleux, un régime animalisé ; mais la maladie continua à progresser, les membres étaient roides et s'atrophiaient. Les facultés intellectuelles s'éteignaient, les accès de fièvre se représentaient presque tous les jours, les menstrues n'avaient pas paru, la malade ne pouvait plus exécuter un seul mouvement ; elle se tenait constamment dans son lit ou sur une chaise longue. C'est dans cet état si grave qu'elle nous fut amenée par sa mère ; et ce n'est qu'aux sollicitations de cette dernière que je consentis à diriger un traitement sur lequel j'étais peu en droit de fonder quelque espoir.

Je suivis le traitement avec beaucoup de tâtonnement et de précautions. Au bout de quarante jours l'amélioration était peu sensible quand elle quitta les eaux; mais au bout de deux mois elle commença à sentir les bienfaits du traitement, et elle put fléchir l'avant-bras sur le bras; la fièvre s'éteignit peu à peu, et les règles parurent. Depuis lors la malade continua un traitement antiscrofuleux et un tonique jusqu'à l'année suivante à la saison des bains. Elle revint pour la deuxième fois en 1839. Je la trouvai à la fois plus forte, plus intelligente et plus en état de profiter du traitement des eaux auquel elle fut soumise pendant quarante-cinq jours. A la fin de cette saison il y eut un mieux bien sensible; elle pouvait manger seule, et les facultés intellectuelles étaient tout à fait sorties de l'engourdissement dans lequel elles avaient été plongées pendant tout le cours de la maladie. Deux mois après avoir quitté l'établissement, elle avait repris toutes ses facultés, toute sa santé qui ne s'est pas altérée depuis, et cette jeune fille, naguère impotente et malingre, est aujourd'hui une des plus belles personnes de la ville qu'elle habite.

Obs. X. O... de Louhans (Saône-et-Loire), cultivateur âgé de 32 ans, d'un tempérament bilieux, d'une forte constitution, fut affecté, en 1840, d'une paralysie des extrémités inférieures; les fonctions digestives étaient nulles. Il resta huit jours dans cet état; alors il appela son médecin, qui lui fit plusieurs saignées générales et locales; plus tard il ordonna des frictions avec la teinture de noix vomique, fit prendre des pilules de strichnine, et enfin appliqua six moxas le long de la moelle épinière. Ce traitement dura une année et ne produisit aucun effet avantageux. Ce malade arriva, en 1841, aux eaux de Bourbon-Lancy dans un état de paralysie complète des membres infé rieurs et avec une difficulté de digestion qui l'avait jeté dans un état de maigreur extrême. J'appris de ce malade qu'il avait abusé des plaisirs vénériens, qu'il se mettait souvent les pieds dans l'eau froide, et qu'avant sa maladie il avait toujours joui d'une excellente santé. Il suivit pendant vingt-cinq jours le traitement des eaux, et le seul avantage qu'il obtint, ce fut d'avoir de meilleures digestions, et la sensibilité avait reparu un peu aux jambes. Trois mois après il pouvait faire quelques pas avec des béquilles, et il se soutenait assez bien sur ses jambes. A la saison suivante (1842) il vint reprendre les eaux ; il se soumit pendant trente jours à un traitement de plus en plus énergique qui amena une grande amélioration, et au bout de ce temps, il marchait sans béquilles, ni bâton. Il est revenu cette année nous voir, et il prit quelques bains et quelques douches par reconnaissance, nous dit-il, car il ne sentait plus aucun mal, ni aucune faiblesse.

OBS. XI. Madame de G...... de Semur (Côted'Or), âgée de 24 ans, d'un tempérament nerveux sanguin, d'une constitution moyenne, fut affectée pendant sa première grossesse d'une fièvre typhoïde grave et compliquée d'une fausse couche. Pendant sa convalescence elle éprouva de fortes douleurs dans le dos et dans les membres à la suite desquelles elle tomba dans un état de paralysie des extrémités, caractérisée par l'insensibilité et la perte complète de mouvements. Les antiphlogistiques, les vésicatoires, les préparations de noix vomique, rien ne parvint à changer son état. Pendant quarante jours elle a pris les eaux de Bourbon-Lancy sous toutes les formes, et en partant, elle commençait à faire quelques pas ; deux mois après elle faisait à pied des courses d'une demi-lieue, et l'année suivante, en 1843, j'ai eu la satisfaction de la voir danser à tous les bals de l'établissement.

Obs. XII. Mademoiselle Q**, âgée de vingt-huit ans, bien réglée, d'une construction forte et d'un tempérament bilieux sanguin, arriva aux eaux avec tous les symptômes d'une myélite chronique; douleur au niveau de la troisième et quatrième vertèbre dorsale, douleur dans les membres inférieurs qui sont contracturés, la jambe sur la cuisse, avec impossibilité de la mouvoir sans causer des douleurs atroces. Saignées, ventouses, révulsifs, tout avait échoué. Un bain, une douche et un bain d'étuve le soir lui furent prescrits par nous; mais elle ne put supporter ce traitement, il fallut suspendre et attendre quelques jours, et recommencer par un verre de boisson et un bain d'une demi-heure; au bout de quelques jours les souffrances étant moindres, je doublai les doses, et quatre semaines suffirent pour remettre la malade sur pieds.

Ces faits parlent assez haut par eux-mêmes et n'ont pas besoin de commentaire.

Maintenant, après avoir montré les vertus toniques et excitantes des eaux de Bourbon-Lancy, il nous faut dire un mot des maladies contre lesquelles elles paraissent au premier abord avoir une action toute différente : ce sont les spasmes, les hystéries, les névroses en général, pour lesquelles elles semblent acquérir des propriétés calmantes ; et les engorgements viscéraux pour le soulagement desquels elles usurpent la puissance des fondants, des résolutifs, etc., etc., etc.

J'ai expliqué, en parlant de l'action physiologique de ces eaux, comment, sous forme de bains très-tempérés, elles pouvaient devenir un puissant remède contre les congestions et les engorgements viscéraux, en rappelant le sang vers la peau, en répartissant avec plus de régularité la chaleur animale. C'est de cette manière que M. le professeur Trousseau comprend aussi l'action des bains de mer contre les mêmes maladies ; mais, comme nous l'avons dit, nos piscines nous permettent de refroidir comme nous le voulons nos eaux lorsque les malades sont trop excitables pour supporter la température de la source froide, avantage qu'ils ne peuvent rencontrer aux bains de mer.

Contentons-nous donc de citer trois faits à l'appui de ces propositions :

Obs. XIII. Tumeur des ovaires. Madame la marquise de **, âgée de 52 ans, d'un tempérament nerveux, lymphatique, sujette à des rétentions de menstrues assez fréquentes, accompagnées de douleurs violentes dans les reins et les flancs : à l'époque critique elle éprouva des douleurs plus fortes encore dans le bassin des deux côtés avec un sentiment de pesanteur sur le fondement, tiraillement aux aines, etc., etc., et il se manifesta un engorgement considérable des ovaires et de l'utérus ; elle vécut avec son mal ; mais, il y a quinze mois, elle fut reprise de douleurs plus vives que jamais. Le médecin éclairé qui la vit à cette époque constata la présence du pus dans la tumeur du côté droit, conseilla des applications successives de potasse caustique, et enfin la ponction qui donna issue à une grande quantité de pus. La malade fut soulagée ; mais les engorgements primitifs existaient toujours, la petite plaie fournissait constamment du pus, et les forces s'épuisaient peu à peu. C'est dans cet état que la malade nous arriva le 14 juillet 1843. La faiblesse et la susceptibilité étaient extrêmes. Je fis doucher les extrémités inférieures avec l'arrosoir et de l'eau tempérée, et je donnai à l'intérieur un verre d'eau de la fontaine de la Reine, coupée avec du lait. Huit jours après, la malade était moins faible et moins excitable, et la fistule était fermée. J'augmentai les douches et la boisson ; plus tard je donnai des bains de moins en moins tièdes, et, au bout de trente jours, madame de ** nous quitta dans un état très-satisfaisant, et en ce moment sa santé est parfaite.

Je pourrais retracer plusieurs histoires d'affections de ce genre ; mais leur nature exige une réserve extrême, et je dirai seulement que nous avons obtenu de nombreux succès dans des cas qui se rapprochent plus ou moins de celui-là. Si beaucoup de leucorrhées

et d'ulcérations du col causées par une débilité
générale ont été placées dans la première caté-
gorie, il en est beaucoup aussi qui étaient causées
par un engorgement de l'utérus, une métrite chronique, et dont la guérison devrait être citée maintenant.

Nous avons obtenu aussi une grande amélioration
chez une jeune fille qui présentait un engorgement
des ganglions du mésentère. Cette jeune fille qui ne
pouvait supporter aucune nourriture, maigrissait à
vue d'œil. Elle commença à prendre un demi-verre et
put ensuite en prendre trois, et deux bains frais par
jour ; et au bout de vingt-cinq jours l'appétit était
revenu, les digestions se faisaient bien, les forces
reparaissaient un peu et la maladie était tout à fait
en voie de guérison.

La médication des névroses est aussi rationnelle que
la précédente. Elle est basée à la fois sur la tonicité des tissus que produisent les eaux salines prises
à l'intérieur et en même temps sur la réaction fébrile,
légère que procurent les bains d'eaux salines à basse
température, elle s'appuie donc sur ce vieil aphorisme
hypocratique : *febris spasmos solvit*, et c'est en effet
ainsi, je crois, qu'elle agit dans la grande majorité
des cas en même temps, comme je le disais que les
boissons excitent les organes, augmente leur vitalité,
développe l'appétit, favorise par conséquent la répara-
ration, rend le sang plus riche ; l'organisme entier
consomme alors cet excès d'excitabilité à son profit,

et nous expliquons cet autre aphorisme des anciens dont l'observation démontre tous les jours la vérité : *sanguis moderator nervorum.*

Dans les maladies de cette nature : hystérie, gastralgie avec excitabilité générale, hypocondrie, et les névroses de tout genre, je m'attache donc à ces deux indications que nos eaux me permettent de remplir parfaitement : produire une réaction générale proportionnée à l'état du malade et d'autre part relever ses forces, augmenter et enrichir la masse du sang par les boissons salines et légèrement ferrugineuses de la fontaine de la Reine.

Je citerai une dernière observation dans laquelle on verra une gastralgie avec phénomènes nerveux généraux disparaître assez rapidement sous l'influence de ce traitement.

Obs. XIV. Madame B...., âgée de 38 ans, d'un tempérament nerveux, sanguin et d'une assez bonne constitution, fut élevée au sein d'une famille opulente, mena une vie régulière et tranquille. Elle se maria à vingt-deux ans. Sa première grossesse n'influa pas sur sa santé ; mais la deuxième qui eut lieu quatre ans après, ne fut pas aussi heureuse. Enfin, à la troisième son état devint très-inquiétant ; elle éprouvait sans cesse des tiraillements d'estomac, des faiblesses générales, des douleurs à la région épigastrique que réveillait la moindre impression morale ; elle avait des rapports nidoreux, des vomissements, de l'inappétence, de la constipation, différents désordres nerveux, caractère excitable. Elle fit aux eaux un séjour de trois semaines qui améliora tout de suite sa position ; les baîllements, la constipation, les battements à l'épigastre avaient diminué. Elle devint enceinte à cette époque ; les malaises éprouvés dans la première grossesse furent moindres ; les suites de couches se passèrent mieux que d'habitude, mais la santé était toujours altérée. Confiante dans la vertu des eaux, madame B.... ne manqua pas d'y revenir suivre notre traitement jusqu'à son entier rétablissement. Aujourd'hui elle se trouve dans un état de santé parfait.

J'espère que cette petite notice, toute courte qu'elle est, pourra donner aux médecins une idée de la nature de nos eaux et des bons effets qu'ils en pourront retirer après avoir essayé de tous les moyens que la thérapeutique et la pharmacie mettent à leur disposition.

Elle montrera aussi que si Bourbon-Lancy est un séjour délicieux, dans lequel le malade peut goûter tour à tour les plaisirs de la solitude ou les charmes de la vie sociale, ce n'est point un rendez-vous pour les oisifs qui ne cherchent qu'à tuer le temps, en conservant leurs habitudes si contraires au rétablissement des malades, notre seul but, notre seul désir.

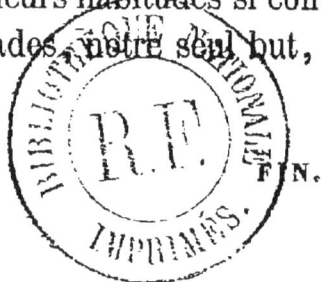

FIN.

PARIS. — IMPRIMERIE DE FAIN ET THUNOT,
Rue Racine, 28, près de l'Odéon.

www.ingramcontent.com/pod-product-compliance
Lightning Source LLC
Chambersburg PA
CBHW050524210326
41520CB00012B/2426